BEI GRIN MACHT SICH IHR WISSEN BEZAHLT

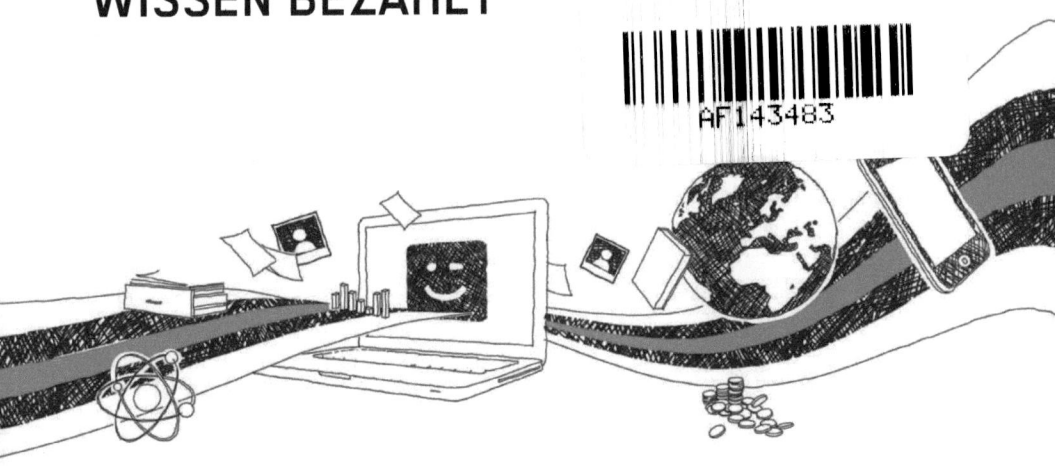

- Wir veröffentlichen Ihre Hausarbeit,
  Bachelor- und Masterarbeit

- Ihr eigenes eBook und Buch -
  weltweit in allen wichtigen Shops

- Verdienen Sie an jedem Verkauf

Jetzt bei www.GRIN.com hochladen
und kostenlos publizieren

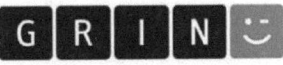

Judith Büttner

Aktive Sterbehilfe im deutschen Gesundheitssystem? Eine Analyse zur aktuellen Diskussion und Versorgungslage in Deutschland

GRIN Verlag

Bibliografische Information der Deutschen Nationalbibliothek:

Die Deutsche Bibliothek verzeichnet diese Publikation in der Deutschen National-
bibliografie; detaillierte bibliografische Daten sind im Internet über http://dnb.d-
nb.de/ abrufbar.

Impressum:

Copyright © 2012 GRIN Verlag GmbH
Druck und Bindung: Books on Demand GmbH, Norderstedt Germany
ISBN: 978-3-656-17011-2

Dieses Buch bei GRIN:

http://www.grin.com/de/e-book/192073/aktive-sterbehilfe-im-deutschen-gesund-
heitssystem-eine-analyse-zur-aktuellen

GRIN - Your knowledge has value

Der GRIN Verlag publiziert seit 1998 wissenschaftliche Arbeiten von Studenten, Hochschullehrern und anderen Akademikern als eBook und gedrucktes Buch. Die Verlagswebsite www.grin.com ist die ideale Plattform zur Veröffentlichung von Hausarbeiten, Abschlussarbeiten, wissenschaftlichen Aufsätzen, Dissertationen und Fachbüchern.

Besuchen Sie uns im Internet:

http://www.grin.com/

http://www.facebook.com/grincom

http://www.twitter.com/grin_com

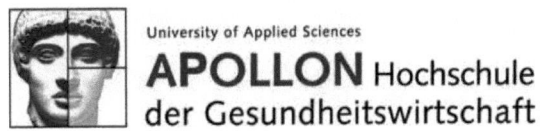

University of Applied Sciences
APOLLON Hochschule
der Gesundheitswirtschaft

Aktive Sterbehilfe im deutschen Gesundheitssystem?

Analyse zur aktuellen Diskussion und Versorgungslage in Deutschland

Hausarbeit Public Health

Weißenspring, 29.02.2012

Erstellt von:

Judith Büttner

Inhaltsverzeichnis

Abkürzungsverzeichnis

§§	Paragraph(en)
BGH	Bundesgerichtshof
bzw.	beziehungsweise
d.h.	das heißt
et al.	und andere
etc.	et cetera
e.V.	eingetragener Verein
GG	Grundgesetz
ggf.	gegebenenfalls
LG	Landgericht
SGB V	Sozialgesetzbuch (SGB) Fünftes Buch (V)
s.	siehe
S.	Seite
StGB	Strafgesetzbuch
u.a.	unter anderem

1 Einleitung

„Du sollst nicht töten."[1], das wohl berühmteste Gebot der göttlichen Verhaltensweisungen, das die Menschen in ihrer Existenz begleitet und auf die moralischen und ethischen Grundsätze des gesellschaftlichen Zusammenlebens Einfluss nimmt. Und so ist dieses Gebot tief in unserem Innersten verwurzelt und umso heiliger in Friedenszeiten, als dieses Gebot durch Kriege und Gewalt erschüttert und die Menschheit vor ihre Abgründe gestellt wurde.

Umso größer war der Aufschrei in Europa[2], als die Niederlande trotz der bereits jahrelangen heftigen Diskussionen und entgegen der verwurzelten Ideologie die aktive Sterbehilfe legalisierten und den wohl schwersten aller Tabubrüche begingen.
Der wohl am heftigsten umstrittene Punkt dieser Diskussion begründet sich in der grundverschiedenen Auslegung der aktiven Sterbehilfe als „Tötung" im Sinne des 5. Gebotes bzw. der Erlösung von schweren Leiden als Zeichen der in der Bibel ebenfalls gepredigten Nächstenliebe[3].

Die umstrittene Legalisierung ist dann auch der Kernpunkt dieser Hausarbeit, die unter Betrachtung aller Meinungslager die Voraussetzungen einer Legalisierung in Deutschland eruiert. Sie stellt sich die zentrale Frage, unter welchen Voraussetzungen die aktive Sterbehilfe als humanes Mittel zur (erlösenden) Lebensbeendigung für unheilbar erkrankte Menschen in das deutsche Gesundheitssystem etabliert werden kann.
Die die Geister scheidende Interpretation der aktiven Sterbehilfe als „Tötung" oder Ausdruck der Nächstenliebe zieht sich dann auch in dieser Hausarbeit durch alle Kapitel, da diese die elementarste Bedeutung für die Umsetzung einer Legalisierung besitzt.
Doch soll nicht nur der religiöse Blickwinkel betrachtet, sondern das Augenmerk auf den gesellschaftlichen, den medizinischen und politischen Meinungsstand gelegt werden, da diese maßgeblichen Einfluss auf die Gesellschaftsentwicklung ausüben.

Ziel der Hausarbeit ist es, durch die Betrachtung und Analyse aller relevanten Einflüsse die idealen Bedingungen zur Etablierung der aktiven Sterbehilfe in das deutsche Gesundheitssystem herzuleiten und zu hinterfragen, ob und wann diese Bedingungen in der Realität erreicht und umgesetzt werden können. Wird es in Deutschland die aktive Sterbehilfe per Gesetz geben?

---

[1] Ex 10,1
[2] Vgl. Spieker (2005)
[3] Vgl. Lev 19,18

2 Formen der Sterbehilfe und Sterbebegleitung

2.1 Aktive Sterbehilfe

Die aktive Sterbehilfe wird im Allgemeinen als absichtliche Medikamentenüberdosierung zur Herbeiführung eines schmerzfeien, kurzfristig eintretenden Todes bei einem unheilbar erkrankten Menschen definiert. Der aktive Teil der Sterbehilfe erklärt sich dabei durch die Tatsache, dass die tödlich wirkenden Medikamente durch einen anderen Menschen, als den Sterbewilligen selbst, injiziert werden und zwischen der absichtlich beigebrachten Überdosis und dem Eintritt des Todes ein direkter Zusammenhang besteht[4].

Bei dieser Form der Sterbehilfe ist es zudem unerheblich, ob der erkrankte Mensch sich bereits im Prozess des körperlichen Sterbens befindet, oder ob der Sterbeprozess[5] an sich noch nicht eingesetzt hat.

In Deutschland ist die aktive Sterbehilfe grundsätzlich verboten und wird, wenn sie auf das intensive Verlangen des Sterbewilligen hin durchgeführt wird, als Tatbestand der Tötung auf Verlangen nach § 216 Strafgesetzbuch (StGB) geahndet. In Betracht kommt auch der Tatvorwurf des Totschlages nach § 212 StGB oder der des Mordes nach § 211 StGB, wenn ohne das eindeutige Verlangen des Getöteten gehandelt wurde[6].

2.2 Passive und indirekte Sterbehilfe

Die passive Sterbehilfe besteht im Wesentlichen aus dem Verzicht auf weitere ärztliche Maßnahmen oder der Nichtbehandlung einer zur Grunderkrankung hinzugetretenen, lebensbedrohlichen Komplikation oder neuen Erkrankung[7].

Der Verzicht kann zum einen durch den Patienten bestimmt werden, in dem er von seinem Selbstbestimmungsrecht auf körperliche Unversehrtheit[8] Gebrauch macht, oder durch den Arzt eingeleitet werden, wenn dieser in der unmittelbaren Sterbephase keine medizinische Indikation mehr für die bisher durchgeführten Maßnahmen sieht[9].

Der Abbruch oder Verzicht von lebensverlängernden Maßnahmen durch den Arzt stellt dabei keine Handlung im Sinne der aktiven Sterbehilfe dar und bleibt für den Arzt straffrei, da der Patient nicht durch das Unterlassen der Maßnahme verstirbt, sondern an dem

---

[4] Vgl. Albisser Schleger et al. (2012), S. 131
[5] Richtlinien der Deutschen Bundesärztekammer für die Sterbehilfe (1979)
[6] Vgl. Antoine (2004), S. 31
[7] Vgl. Feichtner, Nagele (2009), S. 213
[8] Vgl. Antoine (2004),S. 413 f.
[9] Vgl. Näf, Näf-Hofmann (2011), S. 113

natürlichen Verlauf seiner Erkrankung, die nun jedoch nicht mehr durch die Geräte oder Maßnahmen künstlich verlängert wird[10].

Geschieht die passive Sterbehilfe im zweiseitigen Behandlungsabbruch, d.h., der Patient ist umfassend über die verbleibenden Behandlungsmaßnahmen und deren Entwicklung auf sein Leben informiert und weiß um die lebensverkürzende Konsequenz seiner Entscheidung, ist diese für den Arzt ebenfalls straflos[11]. Die passive Sterbehilfe schließt ausdrücklich die Verpflichtung des Arztes ein, die palliative und pflegerische Versorgung des Patienten weiter zu gewährleisten[12].

Indirekte Sterbehilfe

Die indirekte Sterbehilfe hat nicht primär den vorzeitigen oder absichtlich herbeigeführten Tod des Patienten zum Ziel, sondern sie ist eine akzeptierte „Begleiterscheinung" während der palliativ-medizinischen Versorgung[13]. Durch die Gabe schmerzlindernder Medikamente in entsprechend notwendigen hohen Dosen soll das Schmerz- und Leidenslevel des Patienten möglichst gering gehalten werden. Der Tod des Patienten, der sich während der palliativen Versorgung meist im körperlichen Sterbeprozess oder kurz vor dessen Beginn befindet, ist eine unbeabsichtigte Nebenwirkung, die zur Linderung des Leides des Patienten aber einkalkuliert wird.

Die indirekte Sterbehilfe ist in Deutschland straffrei. Die Gabe der ggf. lebensverkürzenden Medikamente ist dann erlaubt, wenn keine anderen, von der Wirkung gleichwertigen Arzneimittel mit weniger „Nebenwirkungen" zur notwendigen Schmerztherapie einsetzbar sind[14].

2.3 Palliativmedizin und Hospizarbeit

Palliative Versorgung

Die palliative Versorgung ist eine der ältesten Formen der Fürsorge die der Mensch kennt, da er vor der Erschließung der Medizin und den damit einhergehenden Behandlungsmöglichkeiten kaum kurative Ansätze zur Behandlung kannte[15].

Für Menschen, die der palliativen Versorgung bedürfen, besteht keine Aussicht mehr auf Heilung. Die Palliativmedizin hat sich in allen Phasen der Erkrankung und des Sterbens die Schaffung und Erhaltung der Würde des Sterbenden zum Ziel gesetzt. Sie verhält sich dem

---

[10] Vgl. Dettmeyer, Madea (2007), S. 26
[11] Vgl. Antoine (2004), S. 31
[12] Vgl. Hochgrebe (2005), S. 64
[13] Vgl. Antoine (2004), S. 30 f.
[14] Vgl. Hell (2010), S. 185
[15] Vgl. Klaschik (2009), S. 1

Tod gegenüber neutral, trägt also weder zu einer Verlängerung noch Verkürzung der Überlebenszeit bei[16].

In die heute bestehende Palliativversorgung fließen insbesondere eine umfassende Schmerztherapie mit Symptomkontrolle und unterstützende Hilfe zur größtmöglichen Erhaltung der Lebensqualität ein[17]. Eine elementare Aufgabe sieht die Palliativmedizin zudem in der psychologischen Betreuung des Patienten und seiner Angehörigen zur Aufarbeitung bestehender Ängste und der Unterstützung zur Erledigung letzter wichtiger Anliegen[18].

Die Palliativversorgung des Patienten ist grundsätzlich nicht ortsgebunden. Sie kann stationär in Hospizen oder auf Palliativstationen, in ambulanter Betreuung durch fachspezifische Praxen aber auch in der eignen häuslichen Umgebung des Patienten erfolgen[19].

Hospizbewegung

Die Grundidee des Hospizes als Haus der Herberge und Gastfreundschaft geht bis weit in die Geschichte der Menschheit zurück. Sie boten den Schwachen der Gesellschaft aber auch Reisenden eine vorübergehende Bleibe und sorgte für Nahrung und Betreuung. Die betreuende und begleitende Funktion Sterbender kristallisierte sich nach und nach heraus und basierte auf der einfachen Tatsache, dass eine Erkrankung und deren tödlicher Verlauf als Schicksal angenommen wurden, da es mangels medizinischer Kenntnisse keine Alternativen gab[20].

Mit den revolutionären Entdeckungen in der Medizin und durch prägende gesellschaftliche Großereignisse (1. Weltkrieg) änderten sich diese Ansichten und verbannten den Tod und das Sterben als Tabuthema aus der Gesellschaft[21].

Das erneute Aufflackern der Hospizidee resultierte aus dem Wertewandel der Gesell- und Ärzteschaft, die durch den medizinischen Fortschritt bei der Heilung bisher tödlicher Erkrankungen erfolgsverwöhnt war und den Tod als Konsequenz einer Erkrankung weitestgehend verdrängten. Patienten mit infaustem Krankheitsverlauf wurden sich selbst

---

[16] Vgl. Klaschik (2009), S. 3
[17] ebd.
[18] Vgl. Aulbert et al. (2007), S. 1
[19] Vgl. Aulbert et al. (2007), S. 10
[20] Vgl. Jordan (2007), S. 39 ff.
[21] Vgl. Aulbert et al. (2007), S. 4

überlassen und deren Versorgung und Betreuung bis zum Tod auf ein vertretbares Minimum reduziert[22].

Als Pionierin der modernen Hospizbewegung gilt Cicely Saunders, die 1967 das St. Christopher´s Hospice in London gründete und die Versorgung der Sterbenden im Sinne der heutigen Palliativmedizin maßgebend beeinflusste. Weitere Hospize bzw. Einrichtungen, die die Idee des Hospizes übernahmen, wurden im Verlauf der folgenden Jahre in England, Europa, im asiatischen Raum und in Amerika gegründet[23].

Seit der Gründung der ersten deutschen Palliativstation an der Chirurgischen Universitätsklinik in Köln[24] 1983 hat sich die Zahl der ambulanten und stationären Hospize in Deutschland bis zum heutigen Tage stetig entwickelt[25].

3 Aktive Sterbehilfe in Deutschland

3.1 Aktuelle Situation

Rechtsprechung

Die aktive Sterbehilfe ist gesetzlich verboten und wird strafrechtlich verfolgt (s. 2.1 Aktive Sterbehilfe). Straffrei dagegen bleiben sowohl die unterlassene Verhinderung eines Suizides als auch die Beihilfe zum Suizid[26]. Bei der Beihilfe zum Suizid muss auf den nur marginalen Unterschied zum Tatbestand der aktiven Sterbehilfe hingewiesen werden. Bei der Beihilfe zum Suizid besorgt die helfende Person (Arzt, Angehörige, etc.) das tödliche Mittel und bereitet es auch zur Injektion oder Einnahme vor, der juristisch entscheidende Fakt der Einnahme bleibt aber dem Sterbewilligen selbst überlassen[27].

Gesundheitssystem

Das deutsche Gesundheitssystem ist im Wesentlichen auf die Erkennung und Heilung von Krankheiten, die Stabilisierung des Gesundheitszustandes und/oder Linderung der Krankheitsbeschwerden ausgerichtet[28].

Trifft also ein schwersterkrankter Mensch mit unweigerlich tödlichen Krankheitsverlauf für sich die Entscheidung, auf die möglichen, ggf. zeitgewinnenden Behandlungsmethoden zu verzichten und auch nicht auf den unvermeidlichen Tod zu „warten", sondern in einem für

---

22 ebd.
23 Vgl. Aulbert et al. (2007), S. 5
24 Vgl. Aulbert et al. (2007), S. 6
25 Deutscher Hospiz- und PalliativVerband e.V. (2011)
26 Vgl. Dettmeyer, Madea (2007), S. 26
27 Vgl. Albisser Schleger et al. (2012), S. 165
28 Vgl. § 27 Abs. 1 S.1 SGB V

ihn akzeptablen körperlichen und geistigen Zustand aus dem Leben zu scheiden, so kann er dies in Deutschland nur durch den Suizid.

Es gilt für diese Menschen infolgedessen sich nicht nur mit einer extrem belastenden Situation zu arrangieren - es fehlt ihnen die legale Möglichkeit, einen durch Fachpersonal begleiteten, aktiv bestimmten Tod zu finden, der nicht durch die Einsamkeit des Suizids, sondern durch die Begleitung familiärer oder menschliche Zuwendung gekennzeichnet ist.

Willensbekundung

Ist ein Patient selbst nicht mehr in der Lage sich zu äußern, so kann er seinen Willen für oder gegen bestimme intensivmedizinische oder lebensverlängernde Maßnahmen u.a. in einer Patientenverfügung verfassen.

Nach der Auffassung des Bundesgerichtshofes darf aber auch der in einer Patientenverfügung hinterlegten Bitte um aktive Sterbehilfe nicht entsprochen werden, da ein Eingriff in das Leben eines Menschen, der nicht im Sinne der erlaubten passiven Sterbehilfe erfolgt, auch bei schriftlicher Zustimmung des Betroffenen grundsätzlich nicht zulässig ist[29].

Die Bundesministerin für Justiz, Frau Sabine Leutheusser-Schnarrenberger sieht in dem BGH-Urteil vom 25.06.2010 dennoch eine Stärkung des Patientenwillens und der Selbstbestimmung am Lebensende, da der Patient durch eine Patientenverfügung in die Lage versetzt werde, auf lebensverlängernde Maßnahmen zu verzichten und damit ein selbstbestimmtes Sterben zu erleben[30].

Eine Untersuchung zur Verbreitung der Patientenverfügung in Deutschland für die Jahre 2005 bis 2007 ergab jedoch, dass nur rund 10% der erwachsenen Bevölkerung in Deutschland eine Patientenverfügung hat[31].

Die Gründe dafür lagen vor allem in der fehlenden Erfahrung der Menschen mit dem möglichen Leid einer Erkrankung. Zum einen weil sie selber bisher nicht davon betroffen waren, aber auch weil die meisten Menschen keinen realen Bezugspunkt mehr zum Tod haben. Der Kontakt zu einem sterbenden Angehörigen besteht für viele Menschen nur indirekt, so dass der Sterbeprozess und seine Begleiterscheinungen nicht miterlebt werden[32]. Die Hälfte der Befragten hat bisher keine Patientenverfügung hinterlegt, da sie

---

[29] Vgl. BGH 2 StR 454/09 - Urteil vom 25. Juni 2010 (LG Fulda)
[30] Vgl. Bundesministerium für Justiz (2010)
[31] Vgl. Lang, Wagner (2007), S. 2f.
[32] Vgl. Lang, Wagner (2007), S. 5

die unklare Rechtslage rund um diese Willensbekundung verunsicherte bzw. ihnen der inhaltliche Sinn dieser Vorsorge verschlossen blieb[33].

In den Grundsätzen der Bundesärztekammer zur ärztlichen Sterbebegleitung sind dann auch die „Folgen" einer fehlenden Patientenverfügung hinterlegt. Lässt sich der Wille eines Patienten nicht ermitteln, so muss der Arzt davon ausgehen, dass der Patient seinen Behandlungsmaßnahmen, und damit ggf. lebensverlängernder Apparate- und/oder Ernährungstechnik zustimmt[34].

3.2 Argumente gegen die aktive Sterbehilfe

Zur weiteren Vertiefung und Einführung in die Diskussion um die Legalisierung der aktiven Sterbehilfe werden hier die prominentesten Argumente der Gegner der aktiven Sterbehilfe wertfrei dargestellt und kurz erklärend ausgeführt. Diese aufzählende Darstellung hat nicht den Anspruch der Vollständigkeit und stellt auch keine Wertigkeit der Argumente anhand ihrer Reihenfolge fest.

- Wahrung christlicher Werte

  Für die Gegner der aktiven Sterbehilfe stellt das Leben einen absoluten Wert und Grundelement des eigenen Seins dar. Alle anderen Werte treten hinter diesen höchsten Wert, der auch als Würde des Menschen bezeichnet wird, zurück und nichts rechtfertigt die Verfügbarkeit dieser Würde[35]. Der Mensch hat demnach nicht das Recht über das Leben eines anderen Menschen oder das eigene Leben zu verfügen[36]. Die Unverfügbarkeit des Lebens resultiert aus der Ansicht, dass der Mensch ein Geschöpf Gottes und das geschenkte Leben in jedem Fall heilig ist[37]. Aus einer weniger religiösen Sicht wird der moralische Aspekt angesprochen. Demnach könne es niemand mit seiner Moral vereinbaren, die Tötung eines Menschen als „gute Tat" anzusehen. Für den Betroffenen selbst kann die Bitte um aktive Sterbehilfe niemals konfliktfrei zu seinem eigenen Existenzdrang stehen, denn niemand kann ernsthaft die eigene Existenz vernichten wollen. Das eigene Leben bleibt somit – wie für andere auch – unverfügbar[38].

---

[33] Vgl. Lang, Wagner (2007), S. 9
[34] Vgl. Grundsätze der Bundesärztekammer zur ärztlichen Sterbebegleitung (2011), A 348
[35] Vgl. Hick (2006), S. 84
[36] Vgl. Hochgrebe (2005), S. 118
[37] Vgl. Hick (2006), S. 84
[38] ebd.

- Grundsätze des ärztlichen Berufsethos

  Die Gegner der aktiven Sterbehilfe beziehen sich in ihrer Diskussion um den ärztlichen
  Ethos unter anderen auf den weltweit bekannten Hippokratischen Eid, dessen Inhalt
  ihrer Meinung nach seither eine bindende Wirkung auf den ärztlichen Stand hat.
  Demnach verpflichteten sich die Mediziner, niemanden auch nicht auf dessen Bitte hin,
  ein tödliches Mittel zu verabreichen oder ihm in dieser Sache beratend zur Seite zu
  stehen[39]. Die Beihilfe zur Selbsttötung oder die eigene Handlung zur vorsätzlichen
  Tötung ist den Medizinern nach diesem Eid von Beginn an verboten und dieses Verbot
  habe sich durch alle Epochen in das heutige Zeitalter hinein durchgesetzt. Auch wenn
  die Mediziner heute tatsächlich nicht mehr den hippokratischen Eid schwören, so
  orientiert sich das nun geltende Genfer Ärztegelöbnis von 1948 sehr stark am
  hippokratischen Eid[40]. Darin wird auf die Erhaltung und Wiederherstellung der
  Gesundheit der Patienten als oberstes Gebot Bezug genommen und geschworen, die
  ärztliche Kunst niemals in Widerspruch zu den Grundpfeilern der Menschenwürde
  anzuwenden[41]. Dazu gehört dann auch das absolute Verbot, das Leben eines
  Menschen auch nicht auf dessen ausdrückliche Bitte hin, absichtlich zu verkürzen. Die
  generelle Aussage des Genfer Arztgelöbnisses werde zudem durch die Grundsätze der
  Bundesärztekammer zur ärztlichen Sterbebegleitung weiter ausgeführt und stelle den
  Ärzten einen unumstößlichen Handlungsleitfaden zur Seite (s. auch 3.2 –
  Sterbebegleitung statt Sterbehilfe). Die Gegner der aktiven Sterbehilfe verweisen mit
  Hilfe dieser Gelöbnisse und Grundsätze auf die wesentlichen Aufgaben und Pflichten
  eines Arztes und auch auf die Tätigkeiten – hier die aktive Sterbehilfe – für die der Arzt
  auf Grund seines Berufsethos grundsätzlich nicht zur Verfügung steht.

- Bedrohung der staatlichen Ordnung

  Der Staat hat durch seine Gesetze und Verordnungen eindeutige Regelungen zum
  Schutze der körperlichen Unversehrtheit und des Lebens geschaffen und stellt
  Zuwiderhandlungen unter Strafe[42]. Die Gegner der aktiven Sterbehilfe befürchten
  durch die Aufweichung des absoluten Tötungsverbotes in einem Teil der
  Rechtsprechung die Ausbreitung der dieser Legalisierung zu Grunde liegenden
  Mentalität der „Problemlösung" auf weitere brisante Bereiche der Gesellschaft und
  anschließend in der Rechtsprechung[43].

---

[39] Vgl. Eckart (2008), S. 34 f.
[40] Vgl. Hochgrebe (2005), S. 21 f.
[41] ebd.
[42] Vgl. §§ 211 – 231 StGB
[43] Vgl. Hick (2006), S. 91 f.

Der eigentliche Aufgabe des Staates und seiner Grundrechtsordnung - der Schutz des Bürgers und seiner Rechte - als auch die Aufgabe der Gewährleistung eines gewaltfreien und friedlichen Zusammenlebens, würden durch die Legalisierung unterwandert und seien nicht mehr gewährleistet[44].

- Sterbebegleitung statt Sterbehilfe

  Der Wunsch nach Sterbehilfe ist der Ansicht der Sterbehilfegegner nach das Ergebnis der falschen Betreuung und Behandlung des Sterbenden und nicht der tatsächliche Wunsch nach einem verfrühten Tod. Werden Schmerzen und Symptome im Sinne einer adäquaten palliativen Versorgung genommen und die Sterbenden durch menschliche Zuwendung und Nähe psychisch in ihrem Sterbeprozess begleitet, so würde der Wunsch nach aktiver Sterbehilfe gar nicht erst entstehen[45].

  So sehen die Grundsätze der Bundesärztekammer zur ärztlichen Sterbebegleitung dann auch eindeutig die sterbebegleitende Funktion des Arztes, in keinem Fall aber die der aktiv lebensverkürzenden[46].

  Die elementare Aufgabe der Lebenserhaltung habe der Arzt nicht unter allen Umständen zu gewährleisten, sondern solle unter Wahrung des Selbstbestimmungsrechtes des Sterbenden die begonnene Behandlung abbrechen, begrenzen oder unterlassen und einen offensichtlich begonnenen Sterbevorgang nicht künstlich verlängern. Die adäquate medizinische und seelsorgerische Versorgung des Sterbenden gehöre dabei zu jeder Zeit zu den Verpflichtungen des Arztes. Die Hilfe zur Selbsttötung dagegen sei auch wie die Tötung des Patienten auf dessen Verlangen hin keine Aufgabe des Arztes[47].

Die christlichen Gegner der Sterbehilfe stellen in diesem Punkt erneut auf die Unverfügbarkeit des Lebens ab und sehen die Sterbebegleitung als eine Besinnung der Mitmenschen auf das bewusste Abschied nehmen und die Begleitung des Sterbenden als Ausdruck ihrer Nächstenliebe. Für den Sterbenden gehöre der unverfälschte, nicht künstlich verkürzte Prozess des Sterbens zur Vorbereitung auf den Tod als Teil eines gelungenen Lebens und dem Abschied aus dem irdischen Dasein dazu[48].

---

[44] ebd.
[45] Vgl. Hick (2006), S. 88
[46] Vgl. Grundsätze der Bundesärztekammer zur ärztlichen Sterbebegleitung (2011), A 346
[47] ebd.
[48] Vgl. Spieker (2005), S. 6

3.3 Argumente für die aktive Sterbehilfe

Die Argumente der Befürworter der Sterbehilfe werden hier ebenfalls wertfrei und aufzählend dargestellt. Die Reihenfolge ist so gewählt, dass jedes Argument in etwa ein Gegenstück zu den vorher aufgeführten Argumenten der Sterbehilfegegner darstellt.

- Autonomie des Patienten

  Die Befürworter der aktiven Sterbehilfe teilen die Auffassung der Sterbehilfegegner, dass das Leben einen sehr hohen Stellenwert hat. Für sie ist das Leben deshalb aber keineswegs unverfügbar. Jeder Mensch müsse über sein Leben und damit über sein Sterben frei entscheiden können. Es könne keinen „Lebenszwang" geben und jeder, der sich ohne äußere Repressalien, bei eindeutiger psychischer Gesundheit und nach genauer Abwägung gegen das Leben entscheide, dürfe im Rahmen seiner Handlungsfreiheit über dessen Ende verfügen[49]. Dies gelte auch für bereits körperlich eingeschränkte Patienten, die nur durch die Hilfe eines anderen Menschen ihrem Leben ein Ende setzen können (Tötung auf Verlangen)[50] als auch für bereits komplett handlungseingeschränkte, weil bewusstlose bzw. im Delirium liegende Menschen, die ihren Willen vorher eindeutig durch eine entsprechende Patientenverfügung bestimmt haben[51].

- Pflicht der Leidenslinderung

  Nach dem Genfer Ärztegelöbnis stellt jeder Arzt seine Fähigkeiten in den Dienst der Menschlichkeit. Dazu gehöre es nach der Auffassung der Befürworter der aktiven Sterbehilfe auch, nicht nur die Leiden eines Menschen zu lindern, sondern bei der gesicherten Aussicht auf Unverbesserlichkeit des Leidens, dieses zu beenden[52]. Die Ärzteschaft sei inzwischen bereit, bei der Leidenslinderung die Verkürzung der Lebenszeit durch die medikamentöse Palliativversorgung zu verantworten. Da wäre es nur die logische Konsequenz und Ausdruck der Menschlichkeit und Nächstenliebe, der Bitte des Patienten nach aktiver Sterbehilfe nachzukommen, wenn alle Therapien erfolglos bleiben und der Patient nicht mehr willens ist, seinem Leiden länger standzuhalten[53].

---

[49] Vgl. Hick (2006), S. 84
[50] ebd.
[51] Vgl. Hochgrebe (2005), S. 116
[52] ebd.
[53] Vgl. Hick (2006), S. 83

- Anpassung der Rechtsprechung

  Die Befürworte der aktiven Sterbehilfe sehen in der bestehenden Rechtsprechung und der nach ihrer Ansicht längst in der Praxis durchgeführten aktiven Sterbehilfe eine dringend zu behebende Kluft zwischen Theorie und Wirklichkeit. Die Sterbehilfe wäre bereits Teil des ärztlichen Aufgabenbildes und sie solle endlich legalisiert werden, um Patienten und Ärzte aus der Illegalität zu holen[54]. Das vorhandene Verständnis und die Toleranz für den Suizid eines Patienten mit infauster Prognose bzw. fortgeschrittenem Leidenslevel sei nun dann auch für die aktive Sterbehilfe aufzubringen, da diese Bitte ein Ausdruck der allgemeinen Entscheidungsfreiheit eines Menschen sei[55].

  Der Gesetzgeber und die Ärzteschaft könnten sich nicht länger über die Bedürfnisse der Patienten nach einem kontrolliertem, schmerzfreien und der Würdevorstellung des betroffenen Menschen entsprechenden Tod hinwegsetzen. Deutschland solle sich daher in dieser Entscheidung an den Fortschritten anderer europäischer Länder (Niederlande) orientieren, in denen die Legalisierung der aktiven Sterbehilfe bereits Umsetzung fand[56].

- Passive Sterbehilfe ist aktive Sterbehilfe

  Die Befürworter der aktiven Sterbehilfe sehen in der Unterscheidung zwischen passiver und aktiver Sterbehilfe eine nicht zu vertretene Doppelmoral, da der Patient ihrer Meinung nach bei der passiven Sterbehilfe durch den Therapieabbruch verstirbt, und nicht wie behauptet, allein an den Folgen der Erkrankung[57]. Der Tod in Folge des Therapieabbruches, den die Befürworter der Sterbehilfe als aktives Tun des Arztes ansehen, sei allseits akzeptiert. Beide Formen der Sterbehilfe hätten somit die Linderung des Leidens zum Ziel und beide würden durch das aktive Tun des Arztes erreicht. Es bestünde daher kein großer Unterschied zwischen dem Tod durch Therapieabbruch und der aktiven Sterbehilfe, und so müsse diese genauso wie der Therapieabbruch endlich erlaubt werden[58].

---

[54] Vgl. Hochgrebe (2005), S. 116
[55] ebd.
[56] Vgl. Hochgrebe (2005), S. 117
[57] Vgl. Hick (2006), S. 83
[58] ebd.

4 Methode und Material zur Umsetzung der Hausarbeit

Die Hausarbeit wird durch eine systematische Literaturanalyse umgesetzt. Die zum Verständnis benötigten Fachbegriffe werden anhand medizinischer und rechtswissenschaftlicher Lehrbücher erläutert. Zur Darstellung der Argumente der Diskussionsteilnehmer werden die vorhandene Fachliteratur, Umfragen, empirische Aufsätze, Gesetzestexte, Stellungnahmen und Gerichtsurteile herangezogen und im Sinne der Themenstellung analysiert. Die Ansätze zur Etablierung der Sterbehilfe wurden durch eigene Schlussfolgerungen – resultierend aus der Auswertung des niederländischen Gesetzes zur aktiven Sterbehilfe und den Prozessen deutscher Gesetzgebung - unterstützt durch Fachliteratur, ausgearbeitet.

5 Ansätze zur Etablierung der aktiven Sterbehilfe

Im Folgenden werden die Voraussetzungen benannt und erläutert, die nach Auffassung der Autorin erfüllt sein müssen, um das Instrument der Sterbehilfe im deutschen Gesundheitssystem etablieren zu können. Dabei werden die theoretischen bzw. historischen Grundlagen betrachtet, die derzeitige Situation dargestellt und die Entwicklungen, die zur Etablierung der Sterbehilfe nötig sind, analysiert.

5.1 Gesellschaftlicher Wertewandel

Zuerst einmal muss es für die Entwicklung eines neuen Gesetzes einen Grund geben. Zum Beispiel neue Behandlungsmethoden in der Medizin, deren Anwendung einer gesetzlichen Beschränkung bedarf. Oder sich wie im Falle der aktiven Sterbehilfe neue gesellschaftliche Vorstellungen formieren, die keinem kurzlebigen Trend geschuldet sind, und den Gesetzgeber zur Handlung bedingen kann.
Gesellschaftliche Werte (Vorstellungen) bilden sich durch die Wertanschauungen vieler Menschen eines Landes. Sie zeigen sich durch das Verhalten der Menschen in ihrem Alltag, ihrem Umfeld und dem Staate gegenüber. Gesellschaftliche Werte stellen zunächst keine verbindlichen Bestimmungen dar, können dem Gesetzgeber aber durchaus einen Anlass zur gesetzlichen Regelung geben[59].

In Deutschland fand der Wertewandel zur Befürwortung der aktiven Sterbehilfe unter anderem durch die zunehmende Verweltlichung und den Wandel der Familienformen Ausdruck. Die Familienstruktur reformierte sich seit dem Ende der 1960er Jahre durch die

---

[59] Vgl. Grübele, Schönherr (2011), S. 133

Entchristlichung und den zunehmenden Einfluss weltlichen Anschauungen von der Großfamilie mit festen Strukturen zu einfachen Singlehaushalten oder Kleinfamilien[60].

In den Familien können die Kinder mit dem Beginn des Ausbildungs- und Erwerbslebens selten in der örtlichen Umgebung bleiben, so dass zwischen den einzelnen Familienmitgliedern teils größere Distanzen liegen. Diese Gestaltung des Zusammenlebens bleibt bis ins hohe Alter bestehen, so dass die familiären Versorgungsstrukturen vielfach nicht mehr vorhanden sind und viele Menschen den Ehepartner als einzige feste Bezugsperson haben[61].

Zudem werden die Menschen in den Industrieländern insgesamt immer älter und haben damit auch ein erhöhtes Risiko zu erkranken und in die gefürchtete Pflegebedürftigkeit zu geraten[62].

Neben der Angst im Alter pflegebedürftig zu werden und womöglich dahin zu vegetieren und damit dem Ehepartner oder den Kindern zur Last zu fallen[63], steht bei vielen Menschen, auch unabhängig vom Alter, die Angst vor schwerer Krankheit. Die Menschen befürchten hier besonders eine Krebserkrankung, weil diese unberechenbar scheint und jeden Menschen ereilen kann, und/oder die Folgen dieser Erkrankung bereits in der Familie, im Freundes- oder Kollegenkreis miterlebt wurden[64].

Diese Angst ist nicht unbegründet, da in den Industrieländern bereits in der Vergangenheit ein tendenzieller Anstieg der an Krebs erkrankenden Menschen zu beobachten war[65].

Unter anderem aus der Summe dieser Entwicklungen scheint sich in der Bevölkerung ein Wertewandel von der christlichen Unverfügbarkeit des Lebens hin zur selbstbestimmten Lebensbeendigung - immer unter der Bedingung gesehen, damit das Leid einer unheilbaren Erkrankung zu verkürzen - vollzogen zu haben. Dies kann unter anderem in den Umfragen des Instituts für Demoskopie Allensbach aus dem Jahr 2008 nachgewiesen werden. In dieser Umfrage sprachen sich von allen Befragten 58% dafür aus, dass der Bitte eines unheilbar erkrankten Menschen mit hohem Leidendruck nach aktiver Sterbehilfe nachgekommen werden sollte. 19% der Befragten waren gegen die aktive Sterbehilfe in diesem Kontext und 23% waren unentschlossen und konnten sich keiner Meinungspartei

---

[60] Vgl. Peuckert (2008), S. 23 ff.
[61] Statistisches Bundesamt (2010)
[62] Vgl. Arbeitsgruppe Alte Menschen im Nationalen Suizidpräventionsprogramm für Deutschland (2009), S. 5
[63] Vgl. Arbeitsgruppe Alte Menschen im Nationalen Suizidpräventionsprogramm für Deutschland (2009), S.14
[64] Vgl. forsa Gesellschaft für Sozialforschung und statistische Analysen (2011), S. 6
[65] Vgl. Klaschik (2009), S. 1

zuordnen[66]. Ein interessantes Indiz für den Wertewandel stellt dabei das Ergebnis dieser Umfrage unter den Angehörigen der christlichen Konfessionen dar. Wie zuvor ausgeführt, sind beide Kirchen in dieser Frage strikt gegen die aktive Sterbehilfe. Dennoch sprachen sich die Menschen aus beiden Konfessionen überwiegend für die aktive Sterbehilfe aus. Demnach sehen 56% der Protestanten und immerhin die Hälfte der Katholiken (50%) für einen Sterbenden die Sterbehilfe als legitim an, wenn ihm dadurch unnötiges Leid vermieden wird[67].

In der deutschen Bevölkerung hat sich über die Anpassung an den ausgeführten Gegebenheiten ein Wertewandel vollzogen, der ein Bedürfnis nach einer klaren und rechtsverbindlichen Regelung für dieses sensible Thema ausgelöst hat. Die Voraussetzung des Wertewandels zur Legalisierung der aktiven Sterbehilfe scheint damit gegeben.

5.2 Legalisierung der aktiven Sterbehilfe

Die aktive Sterbehilfe ist in Deutschland grundsätzlich verboten und wird strafrechtlich verfolgt.

In der Rechtsprechung gab es in der Vergangenheit jedoch bereits einige Urteile, die das bestehende Verbot im weitesten Sinne zu Gunsten der aktiven Sterbehilfe auslegten, gleichzeitig aber auch auf die Notwendigkeit einer konkreteren gesetzlichen Regelung für die vorliegende Thematik hinwiesen[68].

In dieser Thematik geht es vor allem um die Umsetzung des mutmaßlichen Patientenwillens, der bestimmte intensivmedizinische oder lebensverlängernde Maßnahmen (Herz-Lungen-Maschine, künstliche Ernährung) ausschließt und die beteiligten Personen unter Umständen in die rechtliche Grauzone der Unterscheidung, was noch passive und was schon aktive und damit strafbare Sterbehilfe darstellt, bringt.

Als richtungsweisend wird hier insbesondere das Urteil des 2. Strafsenats des Bundesgerichtshofs vom 25.06.2010[69] angesehen.

Das Gericht sprach den Anwalt einer Familie von dem Vorwurf der Beihilfe zum Totschlag frei. Dieser hatte den Kindern einer seit Jahren im Wachkoma liegenden Patienten geraten, den Magensondenschlauch zu durchtrennen, da die Heimleitung entgegen des mutmaßlichen Willens der Patienten die künstliche Ernährung begonnen und nach kurzfristiger Unterbrechung auch wieder eigenmächtig aufgenommen hatte, obwohl

---

[66] Vgl. Institut für Demoskopie Allensbach (2008), S. 1
[67] Vgl. Institut für Demoskopie Allensbach (2008), S. 2
[68] Vgl. BGH-Urteil vom 13.09.1994; BGH-Urteil vom 15.11.1996; OLG Frankfurt/Main, Beschluss vom 15.07.1998
[69] Vgl. BGH 2 StR 454/09 - Urteil vom 25. Juni 2010 (LG Fulda)

die Kinder auf den dieser Behandlung entgegenstehenden Patientenwillen ihrer Mutter hingewiesen hatten.

Der 2. Strafsenat begründete das Urteil unter anderem damit, dass die Wiederaufnahme der künstlichen Ernährung ein Eingriff in das Selbstbestimmungsrecht der Patientin darstelle, die sich in der Zeit vor der Erkrankung gegen solche lebensverlängernde Maßnahmen ausgesprochen hatte und insbesondere das Durchtrennen des Sondenschlauches als „aktives Tun" sei in der geschilderten Situation im Sinne des Patientenwillens geschehen und damit straffrei.

Die Grundvoraussetzung zur Integration der aktiven Sterbehilfe in das deutsche Gesundheitssystem zur Ergänzung der präventiven, kurativen und palliativen Ansätze ist also die konkrete gesetzliche Regelung der Legalitätsvoraussetzungen. Dazu bedarf es eines Gesetzes, das so eindeutig formuliert und in seinem Verständnis handhabbar ist, dass kein Platz für individuell dehnbare Auslegungen des Gesetzes bleibt. Grauzonen durch schwammige Formulierungen sind unbedingt zu vermeiden, um den Ärzten und Patienten Rechtssicherheit zu geben.

Das Gesetz muss eindeutige Aussagen zu den Bedingungen einer Erkrankung machen, die vorliegen und durch vorgeschriebene Diagnostik einwandfrei bestätigt sein müssen. Die Anforderungen an die Willensbekundung zur aktiven Sterbehilfe sind unter Einbezug psychologischer aber auch anderer relevanter medizinischer Disziplinen zu bestimmen. Die zugelassenen Medikamente und deren genaue Dosierung sind zu benennen, genauso wie die Anforderungen an die eigentliche Durchführung der Sterbehilfe.

Für Menschen die plötzlich oder inzwischen nicht mehr selbst äußerungsfähig sind, muss es eine besondere Art der Willensfeststellung geben, die sich nicht nur auf die Aussagen der Angehörigen beschränkt, sondern alle vorher betreuenden Mediziner, Pfleger oder schriftliche Dokumente einbeziehen. Ist der Wille dadurch nicht einwandfrei festzustellen, ist die Sterbehilfe nicht durchzuführen.

Grundaussage dieses Gesetztes muss es unbedingt sein, dass die aktive Sterbehilfe nie und in keinem Fall durch den Arzt oder Angehörige in Betracht gezogen werden kann, sondern immer nur auf eigenen Wunsch, und auch nur dann, wenn dieser unter Abwägung aller möglichen Alternativen noch immer besteht bzw. einwandfrei belegt werden kann. Weitere Ausführungen dazu finden Sie unter dem Punkt 5.4 Kontroll- und Schutzmechanismen.

5.3 Handlungskodex für Mediziner

Wie in den Argumenten gegen die aktive Sterbehilfe (3.2 Argumente gegen die aktive Sterbehilfe) bereits dargelegt wurde, steht die Ärzteschaft für die aktive Sterbehilfe nicht zur Verfügung.

In einer Umfrage des Instituts für Demoskopie Allensbach sprachen sich dann auch 78% der befragten Ärzte konsequent gegen die Legalisierung der aktiven Sterbehilfe aus, 5% konnten dazu keine abschließende Meinung abgeben und immerhin noch 17% könnten sich die Legalisierung vorstellen.

Dagegen befürworten 74% der Ärzte die Einstellung lebenserhaltener Maßnahmen auf Wunsch des Patienten, sind also in großer Mehrheit für die passive Sterbehilfe.

Jeder dritte Arzt ist der Umfrage zufolge bereits von einem Patienten um den begleiteten Suizid gebeten worden. Dieser Wunsch sei in der großen Mehrheit dann auch vom Patienten selbst, und nicht wie oft argumentiert, durch die Angehörigen geäußert worden. Von den bereits um Suizidbegleitung gebetenen Ärzten (34%) konnten 29% die Gründe dieser Bitte nachvollziehen. Lediglich 3% hatten kein Verständnis für diese Nachfrage. Von den bisher nicht um die Suizidbegleitung gebetenen Ärzten (66%) hätten 41% der Ärzte grundsätzlich Verständnis für diese Bitte, 21% würden ihr Verständnis nicht generell, sondern nur nach Betrachtung des Einzelfalles aussprechen und 4% hätten zu keiner Zeit Verständnis für diese Nachfrage.

Die Gründe für die Ablehnung einer gesetzlichen Regelung zur aktiven Sterbehilfe sind breit gefächert. 29% der Ärzte sehen in der aktiven Sterbehilfe einen Verstoß gegen den hippokratischen Eid, für 17% stelle die Legalisierung eine Missachtung allgemeiner ethischer Werte dar und für 16 % wäre die aktive Sterbehilfe nicht mit den persönlichen Werten und dem eigenen Gewissen vereinbar. Jeder 4. Arzt (24%) sieht die große Gefahr des Missbrauchs als grundsätzlichen Ablehnungsgrund und jeder 10. Arzt (10%) verweist auf die palliativen Möglichkeiten inklusive psychologischer Betreuung[70].

In der Ärzteschaft bestand und besteht weiter eine tief verwurzelte Ablehnung gegen die Funktion des Arztes als aktiver Sterbehelfer. Um aber die Sterbehilfe in das deutsche Gesundheitssystem integrieren zu können, bedarf es der ärztlichen Unterstützung. Eine Reform des ärztlichen Ethos ist notwendig, um die Sicht des Arztes auf das Helfen im Sinne einer aktiven Leidenserlösung zu sensibilisieren.

Dies könnte durch eine intensivere Auseinandersetzung mit der aktiven Sterbehilfe während des Medizinstudiums geschehen. Dazu bedarf es wiederum einer Reform der

---

[70] Institut für Demoskopie Allensbach (2009), IfD-Umfrage Nr. 5265

heutigen Medizinergeneration durch intensivere Aufklärung und „Konfrontation" mit den Wertevorstellungen der Bevölkerung und deren Ansicht, dass Medizin heute viele wertvolle Dinge leistet, aber allein die Möglichkeit ein Leben durch den Fortschritt zu erhalten, nicht immer der menschlichen Seite der Dinge gerecht wird.

Die Einstellung eines Teils der Ärzteschaft, auf Grund persönlicher Ansichten und dem eigenen Gewissen aktive Sterbehilfe abzulehnen, muss in jedem Fall respektiert werden. Den Ärzten aber, die dazu bereit wären, weil sie dies als Teil ihrer ärztlichen Pflicht zur Leidenslinderung ansehen, ist durch eine strenge gesetzliche Regelung eine rechtliche Absicherung zu gewährleisten.

Die absolute Freiwilligkeit der Durchführung stellt zudem ein elementares Kriterium zur Implementierung in das deutsche Gesundheitssystem dar.

5.4 Kontroll- und Schutzmechanismen

In den Niederlanden ist das „Gesetz zur Überprüfung der Lebensbeendigung auf Verlangen und der Hilfe bei der Selbsttötung" am 10.04.2001 verabschiedet worden und trat am 01.04.2002 in Kraft[71]. In diesem Gesetz, dass die aktive Sterbehilfe und die Beihilfe zum Suizid durch den Arzt unter bestimmten Voraussetzungen erlaubt, wird den Sorgfaltskriterien[72] eine große Rolle beigemessen.

Diese sind[73]:

a. Freiwilligkeit der Bitte

Der Arzt muss sich davon überzeugen, dass die Bitte des Patienten absolut freiwillig und nach reiflicher Überlegung gestellt wird. Dieses Sorgfaltskriterium soll zum einen Entscheidungen durch kurzfristige Stimmungsschwankungen ausschließen und dem Selbstbestimmungsrecht des Patienten Rechnung tragen.

b. Aussichtsloser Gesundheitszustand des Patienten mit hohem Leidenslevel

Das Leid des Patienten muss ein unerträgliches Maß erreicht haben und die Erkrankung keine Aussicht mehr auf Besserung zulassen.

c. Aufgeklärtheit des Patienten über seinen Zustand und seine Perspektiven

Der Patient muss über seine momentane und zu erwartende Situation umfassend und verständlich aufgeklärt sein. Die Aufgeklärtheit hat der Arzt durch selbst mit dem Patienten geführte Gespräche sicherzustellen.

---

[71] Vgl. Hochgrebe (2005), S. 80
[72] Vgl. Regionale Kontrollkommissionen für Sterbehilfe (2011), S. 8
[73] Vgl. Regionale Kontrollkommissionen für Sterbehilfe (2011), S. 10 - 30

d. Überzeugung des Patienten und des Arztes, dass es keine Alternativen gibt

Dem Patienten sind alle alternativen Behandlungsmöglichkeiten aufzuzeigen.
Arzt und Patient müssen nach Abwägung aller Möglichkeiten davon überzeugt sein,
dass es für den Patienten keine annehmbare Alternative zur Sterbehilfe gibt.

e. Untersuchung des Patienten durch einen zweiten unabhängigen Arzt und dessen
Bestätigung der Einhaltung der Sorgfaltskriterien

Der Patient ist durch mindestens einen anderen unabhängigen Arzt zu untersuchen, der
schriftlich zu den Sorgfaltskriterien a-d Stellung nimmt und die Einhaltung der
Sorgfaltskriterien durch den ersten Arzt bestätigt.

f. Nachweis der Einhaltung der medizinischen Sorgfalt während der Sterbehilfe

Der die Sterbehilfe durchführende Arzt hat nach der Sterbehilfe schriftlich zur
medizinischen Durchführung der Sterbehilfe und die Einhaltung dieses
Sorgfaltskriterium Stellung zu nehmen.

Der Bericht des Arztes geht an die regionale Kontrollkommission, die wohlgemerkt erst im
Nachhinein - also nachdem die Sterbehilfe erfolgt und der Mensch verstorben ist - prüft,
ob die Voraussetzungen zur Lebensbeendigung im Sinne dieses Gesetzes vorgelegen
haben.

Verstößt ein Arzt gegen die Sorgfaltskriterien leitet die Kontrollkommission die von ihr
verfasste Überprüfung an alle anderen Kontrollkommissionen, den betreffenden Arzt und
die Generalstaatsanwaltschaft weiter.

Diese entscheidet ob sie weitere strafrechtliche Schritte gegen den Arzt unternimmt. Die
Gesundheitsbehörde wird ebenfalls in Kenntnis gesetzt, und auch diese entscheidet, ob ein
Disziplinarverfahren eingeleitet werden muss[74].

Um in Deutschland einen Missbrauch der aktiven Sterbehilfe zu verhindern, sollte ein
vorgeschaltetes Schutzsystem installiert werden, dass die Voraussetzungen im Sinne des
Gesetztes vor der Durchführung der Sterbehilfe prüft und bestätigt. Eine Überprüfung im
Nachhinein ist insoweit problematisch, als dass eine nachlässige Dokumentation nicht
mehr korrigiert, die Aussage des Arztes schwer überprüft und ein nachforschendes
Gespräch mit dem Patienten naturgemäß nicht mehr möglich ist.

---

[74] Vgl. Regionale Kontrollkommissionen für Sterbehilfe (2011), S. 35 f.

Ein möglichst manipulationsresistentes Prüfsystem, dass aus mehreren Komponenten und damit von mehreren Menschen durchgeführt werden muss, sollte der eigentlichen Sterbehilfe vorgeschaltet werden. So ist die dem Patienten gestellte Diagnose durch mehrere fachübergreifende Mediziner[75] anhand der bisherigen Untersuchungsergebnisse zu überprüfen und ggf. durch zusätzliche Untersuchungen zu bestätigen. Die Untersuchungen müssen dem neuesten Stand der Medizin entsprechen und regelmäßig geeignet sein, die betreffende Erkrankung zweifellos zu bestätigen.

Es muss sichergestellt sein, dass der Patient alle Möglichkeiten der weiteren Versorgung im Krankheitsverlauf kennt und der Patient einer optimalen medizinischen oder palliativen Versorgung zugeführt wird. Äußert er trotz der medizinischen oder palliativen Versorgung weiterhin aus freien und wohlüberlegten Stücken den Wunsch nach Sterbehilfe, ist der „Fall" einer Fachkommission[76] vorzulegen, die nochmals alle diagnostischen Aspekte betrachtet und das Vorliegen der Voraussetzungen im Sinne des Gesetzes bestätigt.

Es könnte also ein dreifaches Sicherungs- und Kontrollsystem eingeführt werden, das sich in der ersten Stufe intensiv mit dem Patienten auseinandersetzt und ihm alle Alternativen zur Sterbehilfe aufzeigt.

Die zweite Stufe besteht in der Beurteilung und erneuten Absicherung der Diagnose, den damit verbundenen Symptomen und deren Leidenspotenzial sowie der Lebenszeitprognose. Gleichzeitig wird der Patient falls noch nicht geschehen einer palliativen Versorgung zugeführt bzw. die bestehende Versorgung durch neue oder veränderte Maßnahmen optimiert.

Besteht der Wunsch nach aktiver Sterbehilfe weiter, tritt die dritte Stufe der Kontroll- und Schutzmechanismen in Kraft und eine Fachkommission beurteilt den Fall abschließend. Erst dann darf die eigentliche Sterbehilfe mit dem Patienten abgestimmt und durchgeführt werden.

6 Kritische Reflexion – aktive Sterbehilfe im deutschen Gesundheitssystem?

Um die Sterbehilfe in das deutsche Gesundheitssystem zu integrieren, müssen sehr viele verschiedene Interessensgruppen mit ihren traditionellen Wertevorstellungen auf einen gemeinsamen Nenner gebracht werden. Neben der Gesellschaft sind die Vertreter der Kirche, der Ärzteschaft und der Politik Teil einer möglichen Legalisierungsdebatte.

---

[75] Fachbereiche, die sich mit dieser bestimmten Erkrankung natürlicherweise beschäftigen
[76] die Fachkommission sollte alle medizinischen Fachgebiete abdecken und ihre Mitglieder unabhängige und anerkannte Vertreter ihres Standes sein

Die Positionen der Befürworter und Gegner der aktiven Sterbehilfe könnten dabei nicht unterschiedlicher und eine Annäherung durch Kompromisse bei diesem sensiblen Thema kaum erzielbar sein.

Dem Wertewandel der Gesellschaft, mit ihrem neu entstandenen Wunsch nach einem selbstbestimmten Sterben, stehen mit der Kirche und den Ärzten zwei Parteien gegenüber, die sich auf ihre ursprünglichen Werte und Aufgaben besinnen und sich der Legalisierung der Sterbehilfe mit Kräften entgegenstellen.

Die Kirche vertritt vehement die Unverfügbarkeit des Lebens und sieht in einem unverfälschten Sterbeprozess die wahre Erfüllung des irdischen Seins. Doch dürfte gerade die Kirche durch ihre zahlreichen, teils menschenverachtenden Verfehlungen (Missbrauchsskandale) zu einer erneuten und anhaltenden Abkehr der Menschen von der Institution Kirche und ihren Lebens-und Glaubensgrundsätzen beigetragen und einen herben Werteverlust bei den Menschen erfahren haben.

Die Ärzteschaft lehnt die Sterbehilfe mit Verweis auf die lang zurückreichende heilende, helfende und betreuende Funktion ihres Berufsstandes ab. Dem unausweichlichen Aspekt der Sterblichkeit und des Sterbens an sich wird aus ihrer Sicht mit der Palliativmedizin und hospizlichen Pflege genüge getan. Ein Wertewandel fand hier insoweit statt, dass die passive Sterbehilfe moralisch und ethisch akzeptiert und praktiziert wird.

Dass in der ablehnenden Position der Ärzteschaft dennoch Platz für Kompromisse sein könnte, belegt das Ergebnis des Instituts für Demoskopie Allensbach, nach der jeder 4. Arzt bereit wäre, die aktive Sterbehilfe selbst durchzuführen[77]. Würde also die Politik die eindeutigen rechtlichen Rahmenbedingungen schaffen, so dürfte sich ein Teil der Ärzteschaft durchaus zur Sterbehilfe bereit erklären.

Die Politik aber stellt sich in dieser Frage hinter die unumstößlichen Aussagen des Grundgesetzes zur Wahrung und Sicherung der Würde und der Grundrechte eines jeden Menschen. Artikel 1 Abs. 1 S.1 Grundgesetz (GG) sagt aus: „ Die Würde des Menschen ist unantastbar" und Artikel 2 Abs. 2 S. 1 Grundgesetz (GG): „Jeder hat das Recht auf Leben und körperliche Unversehrtheit."[78]. Was genau die Würde eines Menschen ausmacht, welche Lebensbereiche sie einschließt und welche Rechte der Mensch aus seiner Würde ableiten kann, bleibt ein großer Streitpunkt. Diskutabel sind vor allem die Aspekte des Inhalts und des Umfangs der Menschenwürde, die sich durch die unterschiedlichen

---

[77] Vgl. Institut für Demoskopie Allensbach (2009), IfD-Umfrage Nr. 5265
[78] Art. 1 Abs. 1 S. 1 GG

Blickwinkel der Theologie, Autonomie und Empirie darstellen[79]. Und auch das Bundesverfassungsgericht konnte dieser Diskussion durch eine abschließende Definition kein Ende bereiten. Es stellte vielmehr fest, dass die Würde ein subjektives Gut bleibt, dass je nach Fragestellung in individueller Weise neu zu definieren sei[80].

Aus dem Recht auf Leben und körperlicher Unversehrtheit leitet die Politik unterdessen eine ihr auferlegte Schutzfunktion gegenüber den Bürgern ab. Sie habe das Leben des Bürgers nicht nur vor Eingriffen des Staates sondern auch vor Übergriffen anderer Menschen zu schützen und trage dieser Aufgabe u.a. durch die Regelungen der §§ 211 ff. StGB Rechnung[81]. Die historische Aufgabe der Grundrechtsordnung, jedes Leben zu schützen und zu erhalten sei verpflichtend, in Deutschland insbesondere auf Grund der erlittenen nationalsozialistischen Traumata. Die Anstrengungen der Politik und Gesellschaft müssten sich auf das Auffangen Sterbewilliger aus ihrem Suizidwunsch konzentrieren und diesen Menschen durch Beistand und Fürsorge Perspektiven eröffnet werden[82].

Die Ansichten der Kirche und Politik dürften sich in absehbarer Zukunft nicht ändern, sondern sich insbesondere in der Politik durch den Ausbau palliativer Versorgung eher noch mehr verfestigen. In der Ärzteschaft besteht ein breiter Konsens darüber, die aktive Sterbehilfe nicht gesetzlich zu regeln.
Politik und Ärzte scheinen sich darin einig, dem Wunsch der Bevölkerung nach aktiver Sterbehilfe durch den konsequenten Ausbau der palliativen Versorgung begegnen zu müssen und diese als feste Größe im Gesundheitssystem zu implementieren. Je mehr Raum sich die palliative Versorgung und Hospizidee in der Meinungsbildung der Menschen verschaffen kann und diese positive Erfahrungen damit verbinden, umso leiser – so scheint das Kalkül – wird die Forderung nach der Legalisierung der aktiven Sterbehilfe.
So lange die ablehnenden Haltungen der Medizin, der Politik und Kirche weiter bestehen bleiben, wird die aktive Sterbehilfe in Deutschland keinen Zugang in das Gesundheitssystem erlangen. Wie die europäischen Nachbarn mit diesem Thema umgehen, und welche Einflüsse dies auf die Diskussion in Deutschland haben wird, bleibt abzuwarten.

---

[79] Vgl. Fischer et al. (2008), S. 391 ff.
[80] Vgl. Will, (2011)
[81] Vgl. Nationaler Ethikrat, (2006), S. 57 f.
[82] Vgl. Nationaler Ethikrat, (2006), S. 103 ff.

7 Zusammenfassung

„Der Zweck des Lebens ist das Leben selbst."[83]. Und so liegt es an den Menschen, diese Zwecke zu überdenken und die Verantwortung nicht nur für Dinge zu übernehmen, die getan werden, sondern auch für jene, die nicht getan werden.

Bisher tragen die deutschen Entscheidungsträger die Verantwortung für das, was wir nicht tun und können dieses Handeln zufriedenstellend mit der historischen Vita des 5. Gebotes der Bibel und den darauf basierenden Grundsätzen (hippokratischer Eid, Genfer Ärztegelöbnis, Grundgesetz der Bundesrepublik Deutschland) begründen.

Der Entschluss der niederländischen Entscheidungsträger die Verantwortung für das zu übernehmen, was sie - entgegen aller bisherigen Grundsätze – tun, stellt eine neue Dimension in der Verantwortungswelt der Entscheidungsebenen dar.

Und so stellt Molierés Ausspruch nicht nur die Entscheidungsebenen vor die Abwägung des Tuns oder Nicht Tuns, sondern auch jeden einzelnen Menschen, der sich mit dieser Thematik beschäftigt.

Das Leben ist das höchste Gut eines jeden Menschen und dieses aktiv zu beenden stellt eine absolut unumkehrbare und endgültige Handlung dar.

Insofern ist es verständlich, dass die Kirche, die Medizin und die Politik als hohe Entscheidungsträger in Deutschland den seit langem beständigen konservativen Werten des absoluten Lebensschutzes folgen und die Verantwortung der legalen Lebensbeendigung nicht übernehmen wollen und können.

Die Gesellschaft unterdes orientiert sich mit ihren Bedürfnissen an den technischen und medizinischen Fortschritten – muss sich aber auch den Konsequenzen dieser Entwicklung stellen. Neue Volkskrankheiten und Gebrechen durch die immer älter werdende Bevölkerung, aber auch die Möglichkeiten der medizinischen Versorgung machen das Sterben zu einem längeren Prozess, für den die Menschen durch die aktive Sterbehilfe einen Ausweg suchen.

Inwieweit sich jeder Einzelne mit diesem möglichen Ausweg identifizieren kann, bleibt der persönlichen Einstellung zu den Grundwerten und dem eigenen Leben überlassen.

Alternativen bieten die Verfechter der konservativen Werte mit der Palliativmedizin und der hospizlichen Begleitung. Auch wenn sich diese noch in der Aufbauphase befinden und die Optimierung der Versorgung noch nicht abgeschlossen ist, so scheint sie doch das Potential zu haben, zum einen den christlichen, ethischen und moralischen Werten zu

---

[83] John (2005), S. 272

entsprechen, zum anderen aber auch den Wunsch der Menschen nach einem schmerzfreien Tod im Kreise der Familie oder menschlicher Fürsorge zu erfüllen.

8 Literaturverzeichnis

Albisser Schleger, H.; Mertz, M.; Meyer-Zehnder, B.; Reiter-Theil, S. (2012): Klinische Ethik – METAP, Berlin Heidelberg: Springer Verlag

Antoine, J. (2004): Aktive Sterbehilfe in der Grundrechtsordnung, Berlin: Verlag Duncker & Humblot

Arbeitsgruppe Alte Menschen im Nationalen Suizidpräventionsprogramm für Deutschland (Hrsg.) (2009): Wenn das Altwerden zur Last wird, Suizidprävention im Alter, 4. Auflage, Köln: Verlag Asmuth

Aulbert, E.; Nauck, F.; Radbruch, L. (2007): Lehrbuch der Palliativmedizin, 2., vollständig überarbeitete und erweiterte Auflage, Stuttgart: Verlag Schattauer

Bund der Evangelischen Kirche Deutschland (Hrsg.) (1985): Die Bibel nach der Übersetzung Martin Luthers, Standardausgabe mit Apokryphen, Auflage: Bibeltext in der revidierten Fassung von 1984, Stuttgart: Verlag Deutsche Bibelgesellschaft

Bundesärztekammer (Hrsg.) (1979): Richtlinien der Deutschen Bundesärztekammer für die Sterbehilfe (1979), Deutsches Ärzteblatt, 76 (14), S. 957 ff.

Bundesärztekammer und Kassenärztliche Bundesvereinigung (Hrsg.) (2011): Grundsätze der Bundesärztekammer zur ärztlichen Sterbebegleitung, Deutsches Ärzteblatt, 108 (7), A346 - A348.

Dettmeyer, R.; Madea, B. (2007): Basiswissen Rechtsmedizin, Heidelberg: Springer Medizin Verlag

Eckart, W.U. (2008): Geschichte der Medizin: Fakten, Konzepte, Haltungen, 6., völlig neu bearbeitete Auflage, Berlin Heidelberg: Springer Verlag

Feichtner, A.; Nagele, S. (2009): Lehrbuch der Palliativpflege, 2., überarbeitete Auflage, Wien: Verlag Facultas Verlags- und Buchhandels AG

Fischer, J.; Gruden, S.; Imhof, E.; Strub, J.-D. (2008): Grundkurs Ethik: Grundbegriffe philosophischer und theologischer Ethik, 2., überarbeitete und erweiterte Auflage, Stuttgart: Verlag Kohlhammer

Fünftes Buch Sozialgesetzbuch – Gesetzliche Krankenversicherung – (Artikel 1 des Gesetzes vom 20. Dezember 1988, BGBl. I S. 2477), das zuletzt durch Artikel 3 des Gesetzes vom 28. Juli 2011 (BGBl. I S. 1622) geändert worden ist

Grübele, H.; Schönherr, K.W. (2011): Der gesellschaftliche Wertewandel – Ursachen und Wirkungen, in: Godina, B.; Grübele, H.; Schönherr, K.W. (Hrsg.): Werteorientierte Medienpädagogik, Wiesbaden: VS Verlag für Sozialwissenschaften

Grundgesetz für die Bundesrepublik Deutschland in der im Bundesgesetzblatt Teil III, Gliederungsnummer 100-1, veröffentlichten bereinigten Fassung, das zuletzt durch Artikel 1 des Gesetzes vom 21. Juli 2010 (BGBl. I S. 944) geändert worden ist

Hell, W. (2010): Alles Wissenswerte über Staat, Bürger, Recht, 6., Auflage, Stuttgart: Georg Thieme Verlag

Hick, C. (Hrsg.) (2006): Klinische Ethik, 1. Auflage, Berlin Heidelberg: Springer Verlag

Hochgrebe, P.G.W. (2005): Legalisierung der aktiven Sterbehilfe in der Bundesrepublik Deutschland? Norderstedt: Verlag Books on Demand GmbH

John, J. (2005): Reclams Zitatenlexikon, 6., Auflage, Stuttgart: Verlag Reclam

Jordan, I. (2007): Hospizbewegung in Deutschland und den Niederlanden, Frankfurt/ Main: Campus Verlag GmbH

Klaschik, E. (2009): Palliativmedizin, in: Husebø, S.; Klaschik, E. (Hrsg.):Palliativmedizin, 5., aktualisierte Ausgabe, Berlin Heidelberg: Springerverlag

Lang, F.R.; Wagner, G.G. (2007): Patientenverfügung in Deutschland: Empirische Evidenz für die Jahre 2005 bis 2007. Deutsche Medizinische Wochenschrift 132 (48), S. 25 ff.

Nationaler Ethikrat (2006): Selbstbestimmung und Fürsorge am Lebensende,
Stellungnahme, Berlin: Verlag Druckhaus Berlin-Mitte

Näf, A.; Näf-Hofmann, M. (2011): Palliative Care – Ethik und Recht, 1., Auflage, Zürich:
Theologischer Verlag Zürich

Peuckert, R. (2008): Familienformen im sozialen Wandel, 7.,vollständig überarbeitete
Auflage 2008, Wiesbaden: VS Verlag für Sozialwissenschaften

Spieker, M. (2005): Euthanasie – ein Bruch in der europäischen Rechtskultur, in: Kirche
und Gesellschaft, 32 (323), S. 6

Strafgesetzbuch in der Fassung der Bekanntmachung vom 13. November 1998 (BGBl. I S.
3322), das zuletzt durch Artikel 1 des Gesetzes vom 6. Dezember 2011 (BGBl. I S.
2557) geändert worden ist

Will, R. (2011): Bedeutung der Menschenwürde in der Rechtsprechung – Essay, in:
Bundeszentrale für politische Bildung (Hrsg.): Aus Politik und Zeitgeschichte,
61(35-36), S. 8-14

9 Verzeichnis der Internetquellen

Bundesministerium für Justiz (2010): Pressemitteilung: Sterbehilfe – BGH schafft
Rechtssicherheit, Erscheinungsdatum 25.06.2010,
http://www.bmj.de/SharedDocs/Pressemitteilungen/DE/2010/20100625_BGH_
schafft_Rechtssicherheit.html, (07.02.2012)

Deutscher Hospiz- und PalliativVerband e.V. (2011): Statistiken,
http://www.dhpv.de/service_zahlen-fakten.html, (02.02.2012)

forsa Gesellschaft für Sozialforschung und statistische Analysen mbH (2011): Angst vor
Krankheiten,
http://www.presse.dak.de/ps.nsf/Show/C6D0FA94BAB0F41EC12579480044613
D/$File/Angst_vor_Krankheiten.pdf, (03.02.2012)

Institut für Demoskopie Allensbach (2008): Allensbacher Berichte, 2008/Nr. 14,
Einstellungen zur aktiven und passiven Sterbehilfe, http://www.ifd-
allensbach.de/pdf/prd_0814.pdf, (05.02.2012)

Institut für Demoskopie Allensbach (2009): Ärztlich begleiteter Suizid und aktive
Sterbehilfe aus der Sicht der deutschen Ärzteschaft, IfD-Umfrage Nr. 5265,
http://www.baek.de/downloads/Sterbehilfe.pdf, (08.02.2012)

Regionale Kontrollkommissionen für Sterbehilfe (2011): Jahresbericht 2010,
http://www.euthanasiecommissie.nl/Images/JV%20RTE%202010%20DUITS%2
0(EU11.01)_tcm52-30363.pdf, (07.02.2012)

Statistisches Bundesamt (2010): Haushalte nach Haushaltsgröße, Deutschland,
http://www.destatis.de/jetspeed/portal/cms/Sites/destatis/Internet/DE/Content
/Statistiken/Bevoelkerung/HaushalteFamilien/Tabellen/Content100/Haushaltsgr
oesse,templateId=renderPrint.psml, (09.02.2012)